Duerme Bien

Un Recurso de "Amigo a Sí Mismo"

Sana Johnson-Quijada, MD

ISBN-13: 978-1502499530
ISBN-10: 1502499533

Para más información sobre este libro, visite http://friendtoyoursef.com

Índice general

Capítulo 1

El Agujero en el Autocuidado

¿Recuerda usted la historia de Aquiles, el Griego el héroe de la guerra de Troya? De acuerdo a la leyenda, cuando era niño, su madre lo tomo atrás de sus tobillos y secretamente lo sumergió en el Río Styx, pensando qué lo haría inmortal. Las propiedades mágicas del agua lo hicieron invencible, excepto de la pequeña sección de la piel qué no toco el agua, de donde las manos de su madre lo cubría.

Años después Aquiles el sobresaliente y exceso de confianza fue finalmente derribado en la batalla cuando una sola flecha le atravesó el talón, su única vulnerabilidad.

A veces, las mejores cualidades de una persona se convierten en su mayor riesgo.

Y para muchos de nosotros, el sueño se ha convertido en el tobillo de Aquiles.

Para aquellos de ustedes qué me conocen, ya sea a través de mi blog (http://friendtoyourself.com/) o por medio de mi práctica psiquiátrica, usted sabe qué soy una apasionada defensora de "ser un amigo de sí mismo"

Muchas personas se refieren también a está idea Cómo "autocuidado", la idea de qué no somos totalmente útil para nadie sí no estamos tomando el tiempo para identificar y satisfacer nuestras propias necesidades únicas.

Ser amigo de sí mismo es más qué ir a una manicura de vez en cuando, o de tomar el tiempo para ir de compras o ver películas, o hacer lo qué parece "divertido". De hecho, ser un amigo de sí mismo a veces significa el NO hacer lo qué uno quiere hacer.

Eso es porque al ser un amigo de sí mismo significa tomar responsabilidad por sí mismo – su propia felicidad, su propia salud, su propia espiritualidad, y sus propias conexiones con el mundo exterior.

Eso significa qué "todo empieza y termina Conmigo".

Significa reconocer qué no es una víctima, aunque es posible qué haya sido victimizada, lastimado, mal usado, u olvidado. A veces, ser amigo de sí mismo suele hacerlo sentir qué le está dando la espalda a su familia, o el ser egoísta, sacrílego, o hasta "enemigo". Usted no obtendrá elogios de sus grupos de apoyo. A usted no la notaran, o escuchara "muchas gracias" cuando se está cuidando de sus propias necesidades.

Para la mayoría de nosotros, aprender a ser amigos de nosotros mismos, es el trabajo más difícil qué podemos hacer – y también el más importante.

Suena bien, ¿verdad? Ya los escucho preguntando, ¿"Donde me inscribo"?

Pero piense en ello.

Saque su cartera y vea cuánto dinero tiene dentro de ella. ¿qué tan lejos lo llevaría?

¿Lo mantendría por el resto del día? ¿Lo mantendría por la semana? ¿Un mes? ¿qué tal el resto de su vida? Es probable qué no. Tendrá qué volver a llenar la cartera con regularidad a fin de sostenerlo. ¿Cómo la mantiene llena? ¿Cómo obtiene lo qué necesita para poner alimentos en la mesa y techo sobre su cabeza? ¿Cómo obtiene lo qué quiere para derrochar en sus seres queridos y compartir con otros? No aparece por arte de magia.

Ahora imagine qué la cartera representa el cuerpo de una mujer, y qué lo qué se está dentro de su cuerpo son las cualidades físicas, o (bienes personales) emocionales y espirituales qué la apoyan. Su moneda es energía, sus emociones positivas, su enfoque, y su motivación, así como su fortaleza física, sus sentidos, y hasta su humor.

¿Cómo gasta esos bienes personales? Sí ella es cómo mucha gente que conozco, ella le da la mayoría a sus hijos. Ella es la que se levanta con sus niños (y a veces los adolescentes) en la noche, pero no puede dormir incluso después de qué están calmados. Ella omite hacer ejercicio durante años. Es muy difícil se dice a sí misma, cuando su cuerpo está embarazado o recuperándose de un embarazo. Y siempre está muy cansada.

Después de siete años de cargar el exceso de peso sobrante por él bebe, está harta, pero su cuerpo no quiere cooperar. Come la comida qué sus hijos exigen, o lo qué este a la mano mientras los conduce acá y allá. Está demasiado cansada para preocuparse qué ella y su esposo no han tenido sexo en cuatro meses, pero realmente le molesta qué el este viendo tanta pornografía. No puede hablar con el sobre esto. Lo único qué puede hacer al final del día es recostarse en la cama entumida y contemplar la televisión.

Su teléfono celular está lleno de números de teléfonos de otros padres de la escuela de sus niños, pero no sabe (no conoce) nada sobre ellos. No tiene el tiempo o energía, para gastar en ellos.

Su hijo medio tiene eczema, y está en un estado nervioso donde está pegajoso, llora mucho, y se queja de dolores de estómago. Ella No quiere admitirlo, pero no puede recordar la última vez qué disfruto estar con el – o con cualquiera de sus hijos. Por supuesto qué los ama. De eso se trata todos estos largos años de sacrificio. Ella solo desea qué todos la aprecien más. Sus hijos son su vida. Ella no puede imaginar el día qué se muden de la casa, algo más que la mantiene despierta de noche. Ella no puede recordar quien era sin ellos. Se tendrá qué mudar con ellos, con marido, o sin marido. ¿qué más tiene?

Está mujer no es muy feliz. Ella no es amiga de sí misma, y sí somos honestos, probablemente no es tan agradable con nadie, tampoco. Y sí de veras somos honestos, notaremos qué la familia de esta mujer la disfruta tanto cómo ella se disfruta así misma. Está de grosera cuando no la aprecian de la manera qué ella quiere. Nadie aprecia a alguien qué está demasiado cansada para participar, o quien actúa Cómo una mártir.

La cartera personal de esta mujer está vacía, y todos a su alrededor están sufriendo las consecuencias.

Sabemos qué el dinero no aparece por arte de magia en nuestras carteras a menos que hagamos algo para ponerlo allí. ¿Entonces porque seguimos esperando qué nuestros bienes personales se reabastecen por sí mismos? Esto depende de nosotros, de volver a llenar nuestra propia cartera teniendo cuidado de nosotros mismos y tomar la responsabilidad de nuestros propios bienes personales (cualidades).

Esto es lo que significa ser amigo de sí mismo.

Y todo empieza con dormir.

Preguntas:

1. ¿Qué carga en su cartera emocional? Tome una mirada honesta a su suministro de energía, de paciencia, de amor, y de fuerza.

2. ¿Dónde gasta sus recursos personales?

3. ¿Qué está haciendo para reponer el suministro de energía emocional y física?

Capítulo 2

Elegir Dormir

Puedo continuar, pero creo que me entiende. No puede dar lo qué no tiene.

Ser amigo de sí mimos significa el cuidado de su cuerpo al igual Que su alma, y entender esa reunión—o ignorar—las necesidades físicas básicas pueden conducir a resultados complejos. Su ejercicio, su dieta, su agua, y sí, *especialmente su sueño*, son todo por el que merece luchar.

Ahora, imagínese qué podría suceder sí esa mujer en el capítulo anterior se hizo cargo de sus necesidades básicas. Imagine su vida sí pone prioridad el ir al gimnasio unos días a la semana, aun cuando sus niños jalaban sus pantalones y los pisos de su baño no se limpiaron. Ella podría haber perdido veinte libras adicionales, y aunque ella tendría qué seguir trabajando y usando sus bienes personales para mantener el peso actual, apenas puede creer lo fantástico qué se siente vivir sin todo ese peso.

Imagínese cuál sería el nivel de sus bienes personales sí ella no se levantara en la noche tan rápidamente por los niños cada vez, pero a veces dejarlos llorar o qué ellos mismos se acuesten en la cama. Imagínese sí hizo su sueño una su prioridad, y en lugar de la televisión nocturna, se apagaron las luces y se fue a dormir—o dio media vuelta para unirse físicamente con su esposo.

Tal vez en la superficie, parece abrir su cartera menos a menudo y no sacrificar tanto para su familia. Incluso podría perecer egoísta. Pero ahora, cuando está mujer ve en su cartera, hay algo ahí. Y cuando ve a sus hijos, no solo los ama, pero ella tiene los recursos emocionales con ellos de encontrarlos agradables. A veces hasta incluso le quitan la respiración. Cuando nos hacemos prioridad, podemos parecer dar menos, pero realmente tenemos más para aquellos que amamos. Al igual que cualquier banco, debemos depositar más de lo qué retiramos sí es qué vamos a proteger nuestros bienes básicos. Y nuestros cuerpos son los más importantes, los bienes irremplazables qué se nos ha dado. La elección de cómo gastar nuestros bienes básicos es nuestra. Somos libres de escoger el autocuidado, o no. Pero cuando elegimos ser amigos de nosotros mismo, no necesitamos una madre u oficial de policía o el gobierno de mano dura para hacer lo qué es mejor, porque queremos cuidar de nosotros mismos.

De todas las maneras qué podemos ser amigos de nosotros mismos, sueño a menudo obtiene el menor respeto. Después de todo, otros pueden ver qué está a dieta, haciendo ejercicio, y construyendo relaciones. Los doctores están ahí para apoyarla sí necesita medicamentos. Pero el sueño es una acción muy solitaria y muy personal.

Tal vez por eso el sueño tiene tan mala reputación. La gente a la cual me dirijo, aun cuando están físicamente exhaustos y drenados emocionalmente, a menudo ven la necesidad de dormir cómo una debilidad personal. Tomar tiempo para refrescarse, dicen es mucho menos importante, qué las muchas cosas qué les mantiene despiertos. Dormir, me dicen, es egoísta.

Twan (sonido vibrante). Oigo la flecha qué perforo el talón de Aquiles. Cómo un espíritu maligno qué no muere, está confusión del auto cuidado contra el cuidado egoísta vuelve a perseguirnos una y otra vez. La gente ve la palabra "yo" y empiezan a hacer suposiciones. Se imaginan qué una persona qué se centra en sí mismo debe ser toxica para su familia y sus compañeros de trabajo, solamente interesados en hacer lo que quieren, cuando quieren, mientras quieren. Se imaginan a la gente qué lanza sus necesidades en nuestras caras más rápido de lo que podemos girar la cabeza.

Y nadie quiere ser esa persona.

Pero recuerde, ser amigo de sí mismo no es lo mismo cómo mimarse a sí mismo. Auto cuidado no se trata de hacer lo que quiere. Se trata de darse a sí mismo lo qué necesita. Sueño, en este caso, no es un lujo.

Es una necesidad. Durante el sueño, sanamos de lesiones, tanto físicas como mentales. Estos tratamientos son a menudo mejores qué medicina cuando se trata de procesar y tratamiento de la tensión. Cuando dormimos, permitimos qué nuestras conexiones neuronales rotas se re regeneren. Reabastecemos nuestra despensa con ingredientes cómo cortisol, hormonas, y neurotransmisores qué nos ayudan a confeccionar el pensamiento bien alimentado, comportamientos amables, y emociones estables. Durante el sueño, nuestros recuerdos encuentran su lugar en los pliegues entre nuestras células y se arraigan bajo nuestras mentes. He visto el sueño regular, reconstituyente traer a alguien de un lugar de deterioro mental qué ya no necesita medicación psicotrópica. Todo funciona mejor con sueño.

Por lo tanto, ¿qué nos lo impide?

Cuando los conflictos del horario o tentaciones nos seducen en la confusión, o cuando un proyecto con una fecha con plazo aparentemente insuperable se presenta en el horizonte, o cuando el canto de la sirena de solo una historia más en Yahoo! Las Noticias tientan – es, entonces qué necesitamos el compromiso de ser amigos de nosotros mismos y hacer lo que necesitamos, no lo qué nosotros queremos. Cuando un ser querido quiere hablar con nosotros, o un conflicto crece, o cuando nos equivocamos entre la buena crianza de los hijos o de permitir malos hábitos de dormir en nuestros hijos, nuestro amigo "Yo" nos recuerda la prioridad de dormir.

Mañana, nuestro amigo susurra, podemos hacer aquellas cosas que se deben hacer. Ahora, es hora de dormir.

Sí está agotado, agobiado, luchando para conseguir suficiente descanso para llenar su cartera emocional, le elección es suya. Opte por ser amigo se sí mismo. Elija dormir.

Preguntas:

1. ¿Qué tan importante piensa usted qué es el sueño para sus actitudes cotidianas y niveles emocionales?

2. ¿Qué pasa con sus emociones cundo no consigue suficiente sueño? ¿Cómo cambia la manera en la que reacciona con las personas más importantes para usted?

Capítulo 3

¿Cual Es Su Temperamento del sueño?

No hace mucho tiempo, conocí a Frank. Era—o había sido—un tipo divertido y espontaneo. El huía de la organización de cualquier tipo. Con solo decir la palabra "organizar", dijo qué le hacía correr e irse a jugar. No era divertido cuando las cosas eran previsibles.

No qué Frank fuera un irresponsable. El trabajo era una construcción firme en su vida, y estaba bien con despertar, ducharse, conducir y trabajar hasta qué volvía a casa. Pero eso fue toda la rutina qué pudo tolerar. El resto de su vida, me dijo, quería dejar al azar. Comía cuando tenía hambre, se negó a formular planes hasta el último minuto, y se iba a la cama cuando estaba cansado—a no ser de qué hubiera algo más interesante para hacer, y a continuación, ni se molestaba de ir a la cama.

13

Y por mucho tiempo, esto hizo a Frank feliz. Sin embargo últimamente, hubo un problema. Frank no se divertía aun cuando ignoraba el reloj. Una nube oscura se había colocado sobre él.

Con impresionante conciencia de su infelicidad y sin límites Frank hizo una cita conmigo para ver sí lo podía ayudar. Sí ayuda significa medicamentos, qué así sea. Sí eso significaba hacer citas y hablar con un profesional acerca de sus problemas, lo haría – por lo menos hasta qué averigüe qué le sucedió. "No para siempre," me dijo. "Pero tomare lo qué me dice hasta sentirme normal otra vez."

Frank estaba siendo un amigo a sí mismo, mientras que también permanece fiel a su propio temperamento.

Cuando trabajo con pacientes qué quieren mejorar su sueño, siempre considero su modelo biopsicosocial—lo qué significa qué quiero entender Cómo los síntomas físicos de una persona y la química son afectados por sus pensamientos, emociones, y el medio ambiente. Cómo psiquiatra, sé qué sí algo está pasando con el cuerpo, a menudo hay una explicación qué involucra la mente – y viceversa.

Así qué una de las primeras cosas que hice con Frank fue evaluar su temperamento, lo que también podría llamarse su personalidad-y Cómo estaba afectando sus síntomas físicos. Dos personas no son iguales, y rara vez responden idénticamente. Mi trabajo es mucho más eficaz sí puedo trabajar con ellos, en lugar de contra de ellos.

En el libro brillante Outliers, el autor Malcolm Gladwell dice "el error más grande sobre el éxito es qué lo hacemos exclusivamente con nuestra inteligencia, la ambición, ajetreo, y trabajando duro." La mayor parte de nuestro éxito, Gladwell dice, está basado en capacidades naturales y tendencias con las cuales nacemos.

Sabiendo qué Frank era una persona espontánea la cual priorizaba su diversión y libertad sobre su descanso y rutinas me ayudo a trabajar con él hacia la mejor solución.

El temperamento humano fue dividido en categorías y descrito hace cien años por Carl Jung, y hoy esas descripciones son conocidas Cómo Tipología Jung.

En la década de 1960, un par de madre e hija de investigadores desarrollaron una prueba basada en los tipos publicados de Jung. Está prueba, el Indicador del Tipo de Myers-Briggs, le hacen una serie de preguntas de elección múltiple para tratar de medir las preferencias psicológicas en la forma en que las personas perciben el mundo y toman decisiones.

Aunque existen prejuicios culturales qué hacen qué la prueba no funciona para todos, es a menudo un buen punto de partida para entender lo que impulsa a un paciente Cómo Frank, qué está sentado en mi oficina. Me siento especialmente atraída a la cuarta actitud (Critica o Perceptivas) Cómo un indicador de cómo la gente interactúa con el mundo qué les rodea – sólo a mi manera poco sofisticada, pienso en los temperamentos cómo "Los que están en el Granero," y "Los Herbívoros."

("The Barners" and "The Grazers.")

Sí usted alguna vez ha estado en una granja, sabe qué algunos animales les gusta vagar tan lejos del establo cómo pueden. Ellos son los que siempre están estirando sus cuellos más allá de sus vallas, creyendo que el viejo cliché es cierto – la hierba realmente es mejor allá.

Por otra parte, hay animales qué deben ser empujados y picoteados para hacerlos mover hasta un par de metros de la seguridad en donde sus comederos y rincones llenos de heno están. Estos son (Barners) Los que se quedan en el granero.

Frank resentía cualquier imposición de restricciones en su vida u horario. En otras palabras, le gustó pastear. Y su lucha con el sueño fue una de las consecuencias de ello.

Los Herbívoros (Grazers) qué no quieren entrar en el granero, al final, se pueden encontrar demasiado lejos de la seguridad y atrapados en las mandíbulas de un lobo más fuerte, y más rápido. Los animales de granero, por otra parte afrontan los peligros de estancamiento, y a la vida en un lugar demasiado pequeño qué se llenan con suciedad y tales cosas. Hay riesgos de cualquier manera.

Cuando trata de dormir, Los herbívoros (Grazers) tienden a disfrutar de las horas de la tarde. Frank ciertamente lo hizo. "Sí planeo mi juego, pierdo la espontaneidad, entonces ya no es juego. No me da ningún tiempo de jugar sí no me mantengo despierto, y eso no es bueno para mí."

No tiene que ser Herbívoro (Grazer) para pensar qué este énfasis puesto en juego y diversión suena delicioso. Pero aquí está la cosa: sí no dormimos lo suficiente bien (sueño profundo) y suficientemente largo (horas de sueño), con el tiempo perdemos la habilidad de sanar físicamente nuestros cuerpos y mentes lo suficiente para disfrutar de nuestro juego.

Nosotros no podemos reponer nuestras hormonas y neurotransmisores, y eso nos hace más vulnerables a las enfermedades mentales y físicas, y disminuye nuestra capacidad para responder a medicamentos psicotrópicos.

Frank tenía algunos aspectos fantásticos, creativos a su temperamento, pero tenía qué aprender a usarlos mejor.

Haciendo lo que es natural para nuestros temperamentos hace posible realizar nuestro mejor esfuerzo por del camino de menor resistencia. En lugar de forzar cambio qué parece nada más qué esfuerzo, trabajo fatigoso, y arrastrada de pies, el tiempo pierde un poco de su peso, ya que no alcanzamos en la congruencia interior y externa. Para hacer esto especifico a nuestras necesidades de sueño, podemos usar nuestros temperamentos con nosotros, en lugar de contra nosotros sí emparejamos lo qué es natural con nuestras necesidades del sueño.

Preguntas:

1. Vaya a http://psychology-tools.com/myers-briggs-type-indicator/ y tome la prueba de personalidad de Myers Briggs gratis. ¿Qué aprende sobre usted? (Sí los resultados no parecen encajar, tome la prueba de nuevo) Sí sigue obteniendo respuestas qué no parecen correctas, pídale a la persona más cercana a usted qué las conteste cómo sí fuera usted, y vea sí los resultados cambian.

2. ¿Cuánto es lo que en realidad duerme? Mantenga un diario de sueño (en la página siguiente) durante una semana y vea Cómo se ve.

3. Después de una semana, revise su diario de sueños con su médico. Juntos, decidan sí está usted teniendo dificultad con el inicio del sueño (dormirse), quedándose dormido, mantenimiento del sueño, y/o volver a caer en el sueño. Hable de tratamientos y opciones específicas para sus necesidades.

Diario del Sueño

Fecha cuando empezó: Fecha cuando termino:

	Viernes	Sábado	Domingo	Lunes	Martes	Miércoles	Jueves	Viernes	Promedio
Hora de acostarse la noche anterior (al cuarto de hora más cercano)									
Hora de despertarse la noche anterior (al cuarto de hora más cercano)									
Tiempo total de sueño									
Cantidad de veces qué despertó durante la noche									

	Viernes	Sábado	Domingo	Lunes	Martes	Miércoles	Jueves	Viernes	Promedio
Numero de bebidas con cafeína: • Antes del medio día:									
• Entre el medio día y 6 p.m.:									
• Después de las 6 p.m.:									
Ejercicio (número de minutos)									
Siesta (número de minutos)									

Capítulo 4

Higiene del Sueño

Cuando Frank vino a verme, me dijo qué se había perdido. Sintió cómo su personalidad había cambiado. Frank estaba sufriendo, y no sabía el porqué.

Todo lo qué sabia es qué no podía dormir más.

Usando el modelo biopsicosocial, nos pusimos a trabajar para ver lo que estaba sucediendo con Frank. Hicimos pruebas y las enviamos al laboratorio, lo mandamos su ver a su médico para un examen físico y hablaron sobre los posibles "tensiones-de la vida" y sobre su estructura de apoyo. Empezó su Diario de Sueño y empezamos su medicamento.

Nada de esto era tan difícil para Frank espontáneo, el qué odia la rutina cómo las normas de la higiene del sueño qué yo insistí qué siguiera.

Casi pierdo a Frank con eso. él no objeto en qué le picotearan las venas y qué se metieran en su mente, pero decirle qué estableciera las reglas para dormir era cambiar su cultura. Aun en su estado bajo, Frank sabía qué él era un Búho nocturno, y cómo muchas personas qué se encuentran luchando, paso un tiempo difícil redefiniéndose el mismo.

Su temperamento se le volvió a subir contra su tratamiento, y fue necesario intentar un enfoque diferente.

Saque su diario de sueño. Frank giro su cuerpo y me miro de reojo. él podía sentir mi intento de atraparlo con datos. En cambio, le dije que quería mejorar su área de conocimiento sobre el sueño para ver sí él puede aprender lo suficiente para convencerlo sobre una serie de cambios para sí mismo. Le di la información, y fijamos un plazo para su investigación. Sí el hacia el trabajo y no estaba de acuerdo con mis conclusiones, buscaríamos otra manera de seguir adelante. Sí el no hacia el trabajo a tiempo – lo cual era un posibilidad real dada a su falta de energía o habilidad de enfocar (¿Quién de nosotros se enfoca con falta de sueño?) – Frank recibiría tratamiento basado en mis recomendaciones hasta qué la enfermedad cerebral mejorara suficientemente para permitir qué él haga más por sí mismo.

Estos fueron las reglas de Higiene de Sueño qué le di a Frank, y qué le doy a todos mis pacientes:

1. **La habitación es solamente para dormir y tener relaciones sexuales.** Esto significa no hay comida, no hay teléfono, no hay televisión. Sí no está teniendo relación sexual, lo único que tiene qué hacer ahí es dormir. Esto podría ser un ajuste para toda la familia, sí su cónyuge está acostumbrada (o) a prender las últimas noticias o sus niños quieren qué usted

lea historias en la cama. Pero su subconsciente tiene qué reconocer este lugar cómo un santuario, y no el lugar para leer el último capítulo o consultar Twitter.

2. **No más siestas más largas de 20 minutos durante el día.** Sí está cansado y tiene el lujo de acostarse durante el día hágalo. Pero ponga su alarma para despertar en 20 minutos, y asegúrese de despertar completamente. Puede tomar estas siestas "poder" 20 veces al día sí quiere, mientras no sean más de 20 minutos cada vez. Algo más largo romperá entra en su fase más profunda del sueño y deshace su ciclo de sueño (también conocido como arquitectura del sueño o ritmo circadiana) por la noche.

3. **No más cafeína en la segunda parte del día.** Punto. No importa lo rico qué se vea el late helado.

4. **Haga ejercicio pero no antes de irse a la cama.** El ejercicio durante el día le puede ayudar a regular su ciclo del sueño haciendo qué su cuerpo se canse por la noche, pero asegúrese de no juntarlo al inicio de la etapa del sueño. Trate de obtener 40 -60 minutos de ejercicio aeróbicos, 5-7 días a la semana. Véalo cómo una píldora, prescrita por un médico. Esto es algo qué tiene que hacer no para el talle de su cintura, pero para su salud médica y emocional. Cada día, dígase, "Estoy haciendo ejercicio para sentirme bien, para dormir bien, y para hacer lo que quiero hacer en la vida."

5. **Mantenga las luces tenues antes de irse a la cama, y apague todas las pantallas temprano.** La obscuridad libera melatonina de la glándula pineal en el cerebro, qué ayudan a regular el ciclo del sueño. La luz lo suprime. La melatonina es la piedra angular en la arquitectura del sueño. El tener la cara seis pulgadas de la computadora o televisión antes de

acostarse no de la tiempo a su cuerpo de apagarse. (Algunas personas qué sienten qué deben estar en la computadora o la TV antes de ir a la cama se ha comprobado qué usando gafas de sol antes de los últimos 30 minutos les ayuda).

6. **Acuéstese y levántese de la cama a la misma hora todos los días.** Bastante dicho allí.

7. **Sí se va a la cama y no puede dormir en 30 minutos, levántese y haga otra cosa hasta qué se sienta con sueño.** Entonces acuéstese e intenté de nuevo. Regresa a las reglas anteriores cuando elija sus actividades (no pantallas, no lectura en cama, etc.).

8. **Sí no se puede quedarse dormido en 30 minutos, considere la posibilidad de tomar un somnífero.** No tome ningún somnífero sin receta excepto naturales de melatonina, valeriana o manzanilla. Otros casi todos tienen difenhidramina, qué bloquea su sueño profundo. Puede terminar por dormir una cantidad de tiempo más largo, pero no conseguirá el sueño reconstituyente.

9. **Sí habla con un médico sobre una receta para somníferos, no tome benzodiacepinas, cómo el diazepam, temazepam, clonazepam, alprazolam, o lorazepam.** Estos también bloquean un sueño profundo. Somníferos qué no impiden el sueño profundo y la arquitectura del sueño, incluyen ligados del receptor benzodiacepina anormal – tales cómo zolpidem (Ambien), exzopiclone (Lunesta) o zaleplon (Sonata). Trazodona (Desyrel) también es segura para la estructura del sueño y el mantenimiento. A veces la gente encontrara qué la combinación de somníferos, tales como zolpidem con trazodona, es más eficaz en lugar de usar un solo reactivo. Algunos de estos se lavan rápidamente del cuerpo, y unos toman un total de ocho horas.

10. **No utilice alcohol para dormir.** El alcohol es un depresivo (lo hará qué se deprima) y también bloquea el sueño profundo.

11. **No fume antes de irse a la cama o sí se despierta de su sueño.** La nicotina es estimulante.

12. **No se duerma con sus mascotas o niños.** No es personal. Es higiene del sueño. Las mascotas y los niños son perturbadores, y nadie consigue el descanso qué necesita. Ponga el perro dulce fuera de la cama.

Preguntas:

1. Considere la lista de higiene del sueño. ¿Qué es lo más difícil de estas cosas de implementar? ¿Por qué omite los aspectos de la higiene del buen dormir?

2. Sí tiene dificultad para dormir, trate de poner en práctica la higiene del sueño buena por lo menos una semana. ¿Ha cambiado su sueño?

Conclusión: El Primer Paso de Ser Amigo de Sí Mismo

Ser amigo de uno mismo es obviamente un esfuerzo qué cambia, según sus necesidades. A veces, el sueño es una de las cosas que más necesita darse, mientras que en otras ocasiones encontrara qué la estructura del auto-cuidado tiene otras prioridades. Usted es una persona compleja con paradigmas muy interesantes, incluyendo su salud física general y biología, predisposiciones genéticas, habilidades de afrontamiento, lo que hace su cuerpo (cómo trauma físico). Los desencadenadores emocionales y espiritualidad.

Pero empezamos está serie de folletos "Amigos a Sí Mismo" con "Dormir" porque es lo más común de una buena salud. Invertir sus energías en uno mismo, y en el mundo qué le rodea, puede ser más objetivo cuando esa cartera emocional está bien surtida.

Por lo tanto, sí está cansado durante el día, tiene horas de sueño irregular o se siente emocional o irritable, comience con higiene del sueño. Manténgalo simple. Sea un Amigo a Sí mismo.

Apéndice: Conduciendo somnoliento

Hemos hablado de por qué la adquisición de bastante sueño es importante para su salud personal y seguridad emocional. Sin dormir lo suficiente, usted no puede cuidarse. Sin embargo, sí esto no es bastante para convencerle de qué el sueño importa, recientemente leí estas estadísticas del Instituto Nacional de la Salud, qué dan las razones del por qué el confrontar su salud de sueño importa no solo para usted, sí no para todos a su alrededor.

Manejar soñoliento en los Estados Unidos:

- Hay aproximadamente 100,000 accidentes reportados por la policía por año donde el conducir somnoliento es la causa principal.
- Alrededor del 4 por ciento de todas las muertes de accidentes de automóvil están relacionadas con el sueño.

- Por lo menos 71,000 personas resultan heridas cada año en accidentes relacionados con somnolencia del conductor.

- Por lo menos de 1 millón de accidentes (aproximadamente una sexta parte del total) es causado por lapsos en la atención del conductor, tales lapsos típicamente tienen qué ver con la carencia del sueño.

¿Quién está en riesgo?

- Conductores qué están privados de sueño o fatigados.

- Conductores jóvenes. Un estudio de Carolina del Norte encontró que 55 por ciento de accidentes relacionados con el sueño implicó a conductores entre los 16 y 25 años de edad el 78 por ciento fueron varones.

- Los trabajadores de turno qué trabajan horas largas, irregulares, o de noche. Veinticinco millones de estadounidenses son los trabajadores de turnos giratorios, y un 20-30 por ciento de ellos informan tener un percance de conducción relacionados con el sueño en el año anterior.

- Los conductores comerciales, especialmente los camioneros. Conducen una cantidad más alta de millas por año, y muchos deben de conducir de noche. Estudios muestran que la fatiga del conductor tiene qué ver con el de 30 a 40 por ciento de todos los accidentes del camión pesado.

- Personas con desordenes del sueño no tratados. Narcolepsia, apnea del sueño e insomnio crónico no tratado pueden conducir a la somnolencia diurna excesiva qué puede ser fatal. Problemas relacionados con el sueño afectan a 50 millones de estadounidenses.

Sea un amigo a sí mismo – ¡conduzca con cuidado!

Acerca de Sana Johnson-Quijada

La Dra. Sana Johnson-Quijada es una psiquiatra certificada de la Junta, amante de la lectura, una madre, una esposa, y una gran aficionada de Starbucks (así Cómo las casas de café locales en California Cómo Maui Wowi Paradise Coffee o Café Bravo).

Tiene su práctica privada, especializando en clínicas de atención ambulatoria (en persona o por tele-psiquiatría, una zona en desarrollo de servicios de psiquiatría remoto usando tecnología), y TEC (Terapia Electro Convulsiva). La Dra. Quijada también es directora médica de la Universidad Loma Linda Del Centro del Comportamiento Medico Centro Parcial del Hospital de Murrieta. (Loma Linda University Behavioral Medical Center Partial Hospital of Murrieta).

Nunca se cansa de hablar sobre cómo convertirse en un amigo a sí mismo. A este fin, ella (blogs) escribe en http://friendtoyourself.com, donde ella escucha y comparte las preocupaciones y perspectivas de las personas autos responsables en las trincheras.

Denegación – Limitación de Responsabilidad

Las historias y detalles incluidos aquí vienen de mi imaginación, y no son reflejo de ningùn paciente. Los personajes son ficticios, no basados en personas reales.

La información en este folleto se proporciona para educación general. Nada de lo que escribo está destinado a conectar el lector en una relación entre el médico y paciente, ni tampoco debería ser invocada cómo sustituto de atención medica profesional. Consulte a su propio médico para evaluación y tratamiento médico.